ÉTUDE

SUR LES EAUX THERMALES

DE

BOURBON-L'ARCHAMBAULT

(Allier)

OBSERVATIONS

DE NÉVROSES ET DE PARALYSIES RÉFLEXES

PAR

M. H^{te} CORNE,

Médecin-Major de 1re classe des Hôpitaux, Chevalier de la Légion d'Honneur.

PARIS

PARIS

VICTOR ROZIER, LIBRAIRE-ÉDITEUR

Rue Childebert, 11

—

1864

GIVET. — IMP. DE F. CHOPPIN.

ÉTUDE

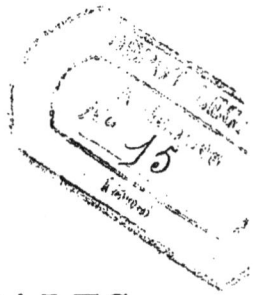

SUR LES EAUX THERMALES

DE

BOURBON-L'ARCHAMBAULT

(Allier)

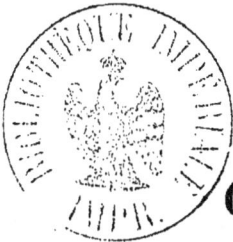

OBSERVATIONS

DE NÉVROSES ET DE PARALYSIES RÉFLEXES

PAR

M. H^te CORNE,

Médecin-Major de 1re classe des Hôpitaux, Chevalier de la Légion d'Honneur.

PARIS

VICTOR ROZIER, LIBRAIRE-ÉDITEUR

Rue Childebert, 11

1864

EAUX MINÉRALES

DE BOURBON-L'ARCHAMBAULT

SOMMAIRE PHYSICO-CHIMIQUE

SOURCES CHAUDES. — Eaux chlorurées sodiques, fortement animalisées.

ABONDANCE. — Plusieurs puits contigus fournissent environ 1,000 mètres cubes d'eau par jour.

TEMPÉRATURE. — La température est à peu près fixe; elle ne varie qu'entre 50° et 52°.

DENSITÉ. — A la température du bain, de 25° à 30°, la densité de l'eau minérale, après dégagement de quelques gaz, est très-voisine de celle de l'eau distillée.

ÉTUVE. — Les vapeurs et les gaz sont recueillis dans une étuve dont la température s'élève un peu pendant les fortes chaleurs et varie de 32° à 35°.

GAZ. — Les gaz qui se dégagent des puits sont de l'azote et de l'acide carbonique, sans mélange d'hydrogène sulfuré.

L'inhalation des vapeurs et des gaz dans l'étuve est une question à étudier avec prudence. Au bout de quelques séances, les malades éprouvent de l'embarras et de la céphalalgie.

Au mois de juin, les parois de l'étuve sont tapissées d'un lassis fibrillaire formé de radicules, desquelles s'élèvent une foule de champignons. Il y a assurément là une relation de cause à effet entre les gaz et cette singulière production cryptogamique.

SELS. — Les principes minéralisateurs qui caractérisent le plus ces eaux sont des chlorures, particulièrement celui de sodium, des carbonates et des sulfates alcalins et terreux. M. Henry a signalé des silicates, des traces de bromures, du fer à l'état de crénate et une petite quantité de matière organique.

SOURCES FROIDES. — Les sources de Jonas et de Saint-Pardoux sont des eaux légèrement acidules-ferrugineuses ; leur température varie de 12° à 14°. Celle de Saint-Pardoux est fort agréable en boisson : c'est aussi la plus abondante et la plus riche en fer et en acide carbonique.

ÉTUDE

SUR LES EAUX MINÉRALES

DE

BOURBON-L'ARCHAMBAULT

(ALLIER)

OBSERVATIONS

DE NÉVROSES ET DE PARALYSIES RÉFLEXES

La médecine des eaux thermales est une vraie spécialité, dans laquelle on observe les malades par catégories d'affections, et celles-ci à un état presque stationnaire ou d'immobilité. Le mode d'action des eaux, leurs effets physiologiques et thérapeutiques, sont bien aussi des éléments spéciaux avec lesquels il faut minutieusement compter dès qu'on aborde la pratique des eaux thermales.

Ayant été chargé, en 1863, du service médical des militaires envoyés à Bourbon-l'Archambault, il m'a été nécessaire de diviser méthodiquement mon temps pour faire marcher de front mes études et les exigences d'un service pour lequel les éléments d'exécution sont livrés à l'arbitraire ou bien font défaut.

J'ai d'abord examiné l'état de la science au point de vue des conditions où j'étais placé, et j'ai noté les résultats pratiques, en cherchant à concilier les faits avec les données qui ont cours.

Ce travail de recherches cesse bientôt d'être attrayant, car plus on pénètre avant, plus on étudie les détails, moins l'esprit est satisfait.

Sur quelques questions, des plus importantes, je n'ai pas tardé de me trouver en face de contradictions et d'exagérations non douteuses; contradictions entre les procédés employés, contradictions sur les résultats obtenus et exagérations sur les cures annoncées.

Les eaux de Bourbon–l'Archambault ont une grande part dans cette critique générale, non pas que je veuille amoindrir leur puissante action, mais bien essayer d'en préciser les indications et de mettre sur la voie de certaines controverses.

« Bientôt on ne cherchera plus à acquérir d'autre science en « médecine que celle de l'observation, et déjà nous avons des ou- « vrages qui, dégagés de tout esprit de système, n'ont qu'un but, « la guérison, qu'un moyen d'y arriver, l'observation (1). »

C'est bien pénétré de l'exactitude de ces réflexions que j'ai recueilli les observations individuelles de 171 malades qui ont été traités dans les salles militaires : deux duplicata, registre D, ont été adressés, l'un au Conseil de Santé des Armées, l'autre à l'Académie de Médecine.

En dehors des résultats généraux et des faits pratiques qui ressortent de cet ensemble d'observations, et dont je donnerai le résumé, une classe d'affections surtout a attiré mon attention; elles méritent ce privilége tant par leur gravité que par ce qu'elles offrent d'alarmant aux yeux du malade et du médecin : ce sont les paralysies.

On serait tenté de croire qu'il suffit de faire usage des eaux de Bourbon–l'Archambault, par n'importe quel procédé, immédiatement ou à longue échéance, pour se guérir, ou pour obtenir une grande amélioration dans la presque généralité des cas de paralysie.

La Société d'Hydrologie médicale de Paris a été plusieurs fois saisie de cette importante question : en 1856, elle a fait justice des prétentions et de l'enthousiasme de feu l'inspecteur Regnault. Mais l'absence de faits suivis et d'observations détaillées a imprimé à son jugement un caractère de réserve que l'avenir est appelé à effacer ou à préciser (2).

---

(1) FAYE, *Histoire des Eaux de Bourbon*, 1804.

(2) *Bulletin de la Société d'Hydrologie médicale de Paris*, année 1856.

L'action thérapeutique des eaux de Bourbon jouit d'une efficacité marquée dans la cure de quelques paralysies : cette vérité seule a survécu, et sans écho sont restées les affirmations simplement chiffrées. De toute part on reconnaît mieux la nécessité d'un diagnostic différentiel basé sur l'origine, la nature et la pathogénie des paralysies. C'est par cette étude qu'on sortira de la confusion et qu'on fixera les indications thérapeutiques et l'opportunité de la médication hydro-thermale. Les modes et les conditions d'existence des paralysies mieux connues aideront alors à nous expliquer pourquoi celle-ci guérit souvent avec un traitement hâtif et désordonné ; pourquoi celle-là est presque incurable et immobile ; pourquoi telle autre est aggravée, même par un traitement méthodique.

En un mot, il y a paralysie et paralysie : voilà une question des plus importantes à examiner. Avant de donner quelques observations de paralysies idiopathiques, *sine materiâ*, que j'appelle plus volontiers *paralysies réflexes*, il est indispensable de rappeler ce qu'on entend par névroses en général ; car ce genre de paralysies n'est qu'une des multiples et variables manifestations des névroses. L'efficacité curative de plusieurs stations thermales étant un fait largement établi dans les névroses, il est facile de prévoir que cette efficacité ne se démentira pas dans le mode que nous allons observer.

Les névroses sont des affections de longue durée, apyrétiques et souvent rebelles aux médications ordinaires ; elles ont le triste privilège d'embarrasser le médecin, dès qu'il s'occupe de leur nature et de leur pathogénie, et de décourager le malade. C'est alors que, par suite d'un mutuel accord et d'une égale incertitude, malades et médecins ont recours aux eaux thermales.

Mais ici, dès qu'on veut s'initier à la spécialité de leur traitement, on est tout aussi frappé de la confusion qui règne dans les indications cliniques, qu'étonné de certains résultats presque merveilleux.

Il est essentiel de dire, avec Cullen, que ce sont des affections contre-nature du sentiment et du mouvement, où la pyrexie ne constitue pas une partie de la maladie primitive, et qu'elles ne dépendent pas d'une lésion topique des organes. Pourtant, il faut ajouter, avec M. Foville, que, si elles sont sans altération *primitive* du système nerveux, elles déterminent à la longue, dans les organes qui en sont le siége, des altérations étrangères à leur manifestation.

On doit distinguer des névroses idiopathiques, où le trouble fonctionnel est toute la maladie, et des névroses sympathiques, où le trouble fonctionnel étant encore toute la maladie (du système nerveux), il y a de plus une lésion viscérale, ou une maladie générale.

Après avoir parcouru un grand nombre d'observations de névroses, en étudiant leur marche, je reste convaincu que ces affections *idiopathiques* et *sympathiques* sont très-fréquentes, et qu'on a eu le tort d'en rechercher trop spécialement les causes dans les centres nerveux, tantôt dans une lésion organique, tantôt dans un trouble fonctionnel. Déjà Cottugno avait signalé les demi-paralysies qui succèdent aux violentes sciatiques; mais l'étude spéciale des affections nerveuses prend chez nous un développement qui montre, de jour en jour, la diversité de leur nature et de leur étiologie.

J'ai fait choix de quelques observations de névroses, les unes simples et primitives, les autres secondaires, successives et complexes, dans le but d'en faire ressortir la physiologie pathologique, en suivant l'enchaînement et la coordination des faits.

En déroulant ainsi la chaîne des éléments morbides, il m'a été possible de préciser leur pathogénie, de démêler leur nature et de montrer à la thérapeutique un chemin dégagé de quelques déceptions.

Les troubles fonctionnels du système nerveux que nous rencontrerons dans ces observations se classent naturellement dans trois modes pathologiques : *excitation*, *diminution* et *perversion*, dans les fonctions de la sensibilité comme dans celles de la motilité.

OBSERVATIONS.

N° 1. — Névralgie sciatique.

Il me serait facile de citer avec détails plusieurs cas de névralgies sciatique et lombo-crurale, mais la lecture en offrirait peu d'attrait. Il s'agissait d'affections anciennes et rebelles, qui avaient amené une grave impotence. En consultant le registre D, on trouve des exemples nombreux de guérisons sous l'influence des eaux de Bourbon, savoir : en 1862, les n°s 15, 44, 96, 116, 148 ; en 1863, les n°s 51, 52 et 89 (1).

Dans tous ces cas, la névrose était fixe, simple et spéciale, caractérisée par l'hyperesthésie.

N° 2. — Névralgie sciatique suivie d'analgésie.

Artis, du 1er régiment de voltigeurs de la garde impériale, âgé de 32 ans, tempérament sanguin, constitution forte, est entré au Val-de-Grâce, le 6 juillet 1862, pour une sciatique du côté gauche, puis à l'hôpital du Gros-Caillou ; il en est sorti, après quatre mois de traitements variés, conservant toujours une douleur fixée le long du nerf sciatique, des fourmillements au pied gauche et une faiblesse de tout le membre. Lors de son arrivée à Bourbon, je constate de plus, le 14 mai 1863, un œdème de la partie inférieure du membre, une diminution de la sensibilité cutanée dans presque toute la jambe et de l'analgésie à la partie moyenne et antérieure de la cuisse, où le pincement de la peau ne produit aucune douleur. Il prend 39 bains, 39 douches, boit 3 verres d'eau thermale et autant d'eau de jonas à ses repas. Après 62 jours de traitement, il ne reste plus de douleur ni de tuméfaction, la sensibilité est revenue normale, il ne reste qu'un peu de fourmillement au pied.

---

(1) Registre D : Observations individuelles envoyées au Conseil de Santé des Armées et à l'Académie de Médecine.

N° 3. — Névralgie sciatique suivie d'anesthésie, d'analgésie et d'atrophie.

Santa-Lucia, fusilier au 52ᵉ de ligne, tempérament lymphatique sanguin, âgé de 28 ans, d'une forte constitution, a été atteint, en janvier 1862, de violentes douleurs naissant au milieu de la fesse droite et suivant, en arrière de la cuisse, le trajet du nerf sciatique, jusqu'à l'articulation du genou qui était très-sensible. Après deux mois de soins à l'hôpital de Sedan, la maladie était encore peu améliorée, lorsque survint progressivement un engourdissement et une insensibilité de la peau dans toute la cuisse, excepté à sa face interne : en plusieurs fois on lui applique 25 ventouses sur le trajet de la douleur, et la peau reste complètement insensible aux scarifications.

Il sortit de l'hôpital après quatre mois, un peu moins souffrant, mais avec une cuisse amaigrie et atrophiée, et fut envoyé aux eaux de Barèges en juillet. Les douleurs perdirent de leur intensité et l'atrophie diminua sensiblement pendant les mois suivants, que le malade passa en congé. Il fut encore soigné pendant un mois à l'hôpital de Sedan, au printemps de 1863, et dirigé sur les eaux de Bourbon dans le milieu de juin. Je constate à son arrivée la persistance de la douleur à la cuisse, douleur profonde, le long du nerf sciatique, un peu d'atrophie musculaire en haut et en arrière, et une insensibilité cutanée presque complète, en avant et en dehors; la sensibilité musculaire est obtuse, la marche raide et pénible; l'état général est bon. Après 59 jours de traitement, 38 bains, 38 douches, il persite un peu de douleur à l'ischion droit; l'atrophie a disparu, la marche est libre.

N° 4. — Paraplégie, suite de convulsions.

Marie X., de Bourbon, à l'âge de 2 ans, fut prise de fièvre quotidienne en 1860. Sa mère, pauvre veuve, obligée de l'abandonner aux mains d'une voisine pour aller travailler à sa journée, la trouve, un soir en rentrant, en proie à de violentes convulsions. M. le docteur Charnaux, appelé en toute hâte, diagnostique un accès pernicieux et s'empresse d'administrer du sulfate de quinine en lavement et en frictions ; un trismus continu rend la déglutation impossible. Les accidents vont en diminuant pendant la nuit, et l'enfant recouvre la connaissance et la parole ; mais le lendemain il y avait une hémiplégie de tout le côté droit L'usage des bains de Bourbon, six mois après, en 1861, a ramené le bras à peu près à ses fonctions physiologiques ; nulle amélioration du membre pelvien, qui est demi-fléchi ; le développement de l'enfant est naturel ; Marie marche avec des béquilles.

En Algérie, j'ai vu trois cas d'hémiplégie de cette nature, à la suite de fièvre pernicieuse, dont un a guéri : la paralysie a disparu quelques mois après.

Le n° 156, registre D, année 1862, présente un beau cas d'aphonie paralytique, suite de convulsions intermittentes.

RÉFLEXIONS.

Dans les observations n° 1, nous voyons des névroses qui sont restées simples et fixes, caractérisées par de l'*hyperesthésie*.

Dans l'observation n° 2, la névrose, tout en restant fixe, parcourt deux modes : dans les mêmes branches nerveuses, l'*hyperesthésie* fait place à l'*anesthésie*.

La 3ᵉ observation nous montre le même ordre de faits, la même succession d'éléments morbides : *hyperesthésie*, puis *analgésie*, suivies d'*atrophie* musculaire. Voilà pour les nerfs de la sensibilité.

Dans la 4ᵉ observation, nous voyons les nerfs de la motilité en jeu ; la névrose y reste spéciale et fixe, mais elle y parcourt successivement deux modes : *convulsion* et *paralysie* motrice.

Ce dernier fait est fréquent et s'appuie naturellement sur les exemples tirés de l'épilepsie, de la chorée et de l'hystérie. Ces affections aboutissent fréquemment à des névroses paralytiques.

Dans ce premier ordre d'observations, il n'y a pour ainsi dire qu'un échange d'élément morbide, qui s'opère directement, sur place, par simple succession, dans les mêmes nerfs.

Mais, au lieu d'être fixe, l'affection morbide peut être mobile et se propager.

Cette propagation peut se faire de rameau à rameau, de branche à branche dans le même nerf, enfin de paire à paire. M. Marchal (de Calvi) a publié un cas de névralgie trifaciale traumatique qui lui a été communiqué par M. Valleix, dans lequel on suit très-bien cette propagation.

Il s'agit d'une dame qui se heurta la région orbito-frontale contre l'angle d'une cheminée, en faisant effort pour se relever : l'accident fut bientôt suivi d'une douleur aiguë qui parcourut exactement les divisions sus-orbitaire et frontale de l'ophthalmique, et qui passa successivement à la partie latérale du nez, envahit le tronc et les divisions du nerf sous-orbitaire. Enfin, le nerf mentonnier devint aussi, un mois après l'accident, le siége de la douleur qui s'étendit également au cou et jusque vers le moignon de l'épaule.

« Comment se fit cette propagation ? Si ce n'est point en vertu de
« la rétrocession de l'action morbide du point contus au tronc
« ophthalmique, et par l'irradiation ultérieure de cette action de ce
« tronc à ses trois rameaux, ce serait par l'intermédiaire des anas-
« tomoses terminales. »

Quant à la propagation de la névralgie aux deux autres branches de la 5ᵉ paire, l'auteur ajoute : « Je m'étais demandé si cette propa-
« gation ne s'expliquerait pas par la rétrocession de l'action morbide
« jusqu'au ganglion de Gasser, et sa réflexion à travers les trois
« branches du nerf. Mais cette explication ne serait pas possible
« pour rendre compte du passage de l'action morbide de la 5ᵉ paire
« au plexus cervical ; et, puisque les anastomoses expliquent suffi-
« samment le fait dans ce dernier cas, il n'est pas nécessaire de
« chercher une autre explication pour le premier.

« Il est de toute nécessité, au contraire, de faire intervenir la
« réflexion à travers un ganglion dans le cas d'amaurose consécutive
« à une lésion de la 5ᵉ paire (1). »

_____

(1) *Mémoires de Médecine, de Chirurgie et de Pharmacie*, année 1852;
Remarques et Observations sur les Affections Névropathiques, par
M. MARCHAL (de Calvi).

C'est aussi la seule explication qu'on puisse donner de la paralysie
de la 3ᵉ paire, ou de la 6ᵉ, à la suite de névralgie de la branche
ophthalmique de la 5ᵉ. Tel est le cas de l'observation suivante.

Nᵒ 5. — Névralgie sus-orbitaire suivie de paralysie de la 6ᵉ paire.

M. de B. est un officier de chasseurs d'Afrique qui était envoyé à
Bourbonne-les-Bains, en juin 1859, pour accidents consécutifs à la
rupture du ligament rotulien gauche, suite d'effort; il est âgé d'environ 35 ans, d'un tempérament lymphatique nerveux, d'une
excellente constitution; il a perdu de bonne heure ses cheveux sans
cause appréciable; son père était goutteux. Depuis six ans qu'il est
en Afrique il a joui d'une bonne santé, à part son accident au genou;
mais, depuis deux ans, il est en proie, chaque vendredi, à dix heures
et demie, à une violente migraine qui dure toute la journée et se
dissipe par le repos au lit. Un service fatigant, pendant les fortes
chaleurs de mai et juin 1859, ne fit qu'accroître sa migraine, dont il
souffrait pendant son trajet de Constantine à Bourbonne. Il com-
mença son traitement le 7 juillet, lendemain de son arrivée : le 9,
après son troisième bain et sa troisième douche, il est pris d'éblouis-
sements qui étaient précurseurs habituels de sa migraine; il se
couche et survient un mal de tête. Après s'être laissé gagner par un
sommeil de quelques heures, il se réveille atteint de dipoplie et de
strabisme.

Dans l'intervalle d'un mois, il prit plusieurs purgatifs, et on lui
fit deux applications de sangsues aux malléoles. Il quitta Bourbonne
sans amélioration de la vue, et vint consulter à Paris un oculiste
qui ne découvrit aucune raison des troubles de la vue dont il se
plaignait.

Il revint à Constantine en septembre, d'autant plus découragé
qu'il venait d'éprouver de fortes douleurs, tantôt à l'épaule droite,
tantôt à l'épaule gauche : la traversée fut pénible, et il fut mouillé
pendant quarante-huit heures; il fut repris de douleurs à l'épaule,
puis de fluxion faciale en arrivant. Lorsque je le rencontrai fin
septembre, après une séparation de dix ans, je trouvai dans sa physionomie des changements indépendants du temps; il me raconta

son histoire, et je constatai le désordre de la vue et la persistance d'une migraine intermittente. La pupille était dilatée, la diplopie était telle qu'il ne pouvait ni lire ni écrire ; le globe de l'œil était tourné en dedans, et il ne pouvait le porter en dehors : il y avait paralysie de la 6ᵉ paire.

Je lui fis prendre des bains de vapeur locaux et généraux et faire des frictions sur la tempe et autour de l'orbite avec une solution éthérée de strychnine : vingt jours après, l'œil avait repris ses fonctions et sa rectitude ; le travail et la lecture étaient devenus possibles. L'amélioration a continué ; la vue est restée sensible aux variations atmosphériques, ainsi qu'à l'éclat et à la vivacité de la lumière. Depuis quatre ans, la guérison s'est maintenue.

RÉFLEXIONS.

Dans cette observation, on voit le processus morbide se déplacer et changer de mode, passer d'un nerf de sensibité à un nerf de motilité, de l'excitation à la résolution nerveuse.

Je dis résolution, parce que je suis convaincu qu'il s'agissait bien d'une paralysie de la 6ᵉ paire et non d'un état convulsif du droit interne animé par la 3ᵉ. Le succès du traitement par la strychnine vient le comfirmer.

Ce n'est pas un fait rare de voir les névropathies et les lésions traumatiques des nerfs frontaux aboutir au strabisme, à la paralysie de l'iris et de l'élévateur de la paupière supérieure, à l'amblyopie et à l'amaurose. Le plus souvent on observe la paralysie de la 3ᵉ paire caractérisée par un strabisme divergent : « La convulsion peut pré- « céder la paralysie, comme je l'ai vu dans un cas de paralysie du « moteur oculaire commun, où l'œil, avant de se porter dans le « strabisme externe, se dévia en dedans. » (MARCHAL : *l. c.*)

Il s'agit maintenant d'expliquer comment la névropathie passe de la branche ophthalmique, soit au nerf moteur oculaire commun, 3ᵉ paire, soit à la 6ᵉ, soit à l'iris, etc. Voici l'explication de M. Marchal : « La branche ophthalmique et le nerf moteur oculaire

« commun se rencontrent dans le ganglion ophthalmique auquel ils
« fournissent : la première, la racine sensible par le rameau nasal ;
« le second, la racine motrice par le rameau du petit oblique. On
« admettrait qu'il se passe dans le ganglion ophthalmique une action
« réflexe morbide par suite de laquelle l'affection qui, dans le nerf
« sensible, s'exprime par la douleur ou l'anesthésie, est transmise
« au nerf moteur, dans lequel elle s'exprime soit par la convulsion,
« soit par la paralysie. » La paralysie de la 6ᵉ paire, comme dans
l'observation précédente, s'explique de la même manière ; car les
anatomistes ont reconnu que le ganglion ophthalmique recevait quelquefois de cette paire nerveuse un rameau moteur. Voilà un fait
bien établi : *le processus morbide marche dans le sens de la pro-
priété excito-motrice.*

Ce mode de transmission a été entrevu par Graves : « Je pense
« que la lésion (affection) d'un rameau nerveux ou de ses extré-
« mités périphériques peut se réfléchir, en vertu d'une action
« rétrograde, à d'autres rameaux, et amener ainsi des para-
« lysies dans des points assez éloignés du lieu primitivement
« affecté. »

Dans les cas de paralysie de l'iris et d'ambliopie, le processus
morbide s'établit de la branche ophthalmique aux filets iriens et
rétiniens par l'intermédiaire du même ganglion ophthalmique,
duquel ils émergent.

Nº 6. — Anesthésie suivie de paralysie motrice.

Bès est un soldat du 92ᵉ de ligne, âgé de 27 ans, tempérament
lymphathique sanguin, constitution assez forte. Quelques jours
après avoir pris un bain de rivière, pendant lequel il avait froid, il
se sent moins habile de ses doigts qui lui paraissent engourdis ; le
toucher faiblit progressivement, et il cesse son travail de tailleur.
L'insensibilité s'empare de tout le membre supérieur droit, et,
trois mois après, il entre à l'hôpital, atteint de paralysie complète
de ce membre.

Après plusieurs mois de soins infructueux, il arrive à Bourbon
le 15 mai 1863, et je constate, outre l'insensibilité et la paralysie

de ce membre, une atrophie des muscles de l'épaule, surtout du deltoïde, et une diminution de la caloricité : tous les muscles sont flasques.

Il prend 41 bains, 41 douches et chaque jour quelques verres d'eau thermale et de jonas. Il quitte Bourbon après 60 jours, et je constate un peu d'amélioration : caloricité meilleure, un peu de sensibilité et plus de forces dans les doigts ; même insensibilité du bras, même atrophie des muscles de l'épaule.

REMARQUE. — Voilà une névrose rhumatismale qui a deux expressions bien distinctes (par voie de succession) et parallèles : dans la sensibilité, anesthésie ; dans la motilité, paralysie.

N° 7. — Névralgie progressive suivie d'anesthésie et d'hémiplégie du côté gauche, avec atrophie du bras ; sciatique du côté droit, un an après.

Le caporal Vogel, du 7ᵉ régiment de ligne, âgé de 35 ans, d'un tempérament lymphatique sanguin, d'assez bonne constitution, a été pris, il y a deux ans, étant en garnison à Rome, de violentes douleurs à la tête et au col du côté droit ; elles envahirent rapidement le membre supérieur gauche, puis le membre inférieur et s'accompagnèrent de fourmillements au pied et à la main gauches. Les souffrances étaient si violentes que le malade resta plusieurs semaines sans sommeil : survint ensuite une paralysie complète de la sensibilité cutanée et de la motilité, dans les membres du côté gauche, qui dura 44 jours. Il fut soumis à Rome à plusieurs traitements méthodiques, à l'action de vésicatoires répétés et de la cautérisation avec le fer rouge.

Après une convalescence de quatre mois, il arriva à Bourbon en mai 1862, présentant un amaigrissement du bras gauche, des douleurs dans les membres de ce côté et dans la jambe droite : la marche était gênée, l'affaiblissement était général.

A son départ au mois de juillet, après 55 jours de traitement pendant lesquels il prit 38 bains, 38 douches et but quelques verres d'eau thermale et de jonas, on constatait l'amélioration suivante : Les membres du côté gauche sont exempts de toute douleur et ont recouvré une grande partie de leur vigueur : le membre pelvien droit présente encore quelques douleurs, mais légères.

Pendant qu'il était en congé de convalescence, au mois de septembre, il est repris de douleurs très-vives dans le membre pelvien droit, partant de l'émergence du nerf sciatique. Malgré cette rechute, on constate, au mois de mars 1863, une amélioration sensible, la guérison n'est pas complète.

Pour la seconde fois, il arrive à Bourbon le 15 mai 1863 : l'état général, quoique annonçant de la fatigue, est assez satisfaisant ; la douleur du membre pelvien droit persiste, la contractilité musculaire y est diminuée. Le bras gauche est faible et présente encore une notable atrophie.

Pendant un séjour de deux mois, il prend 41 bains, 41 douches, sans accident ; à son départ, l'état général des forces et celui de la nutrition sont meilleurs, il n'y a plus de douleurs, la marche est assurée et facile ; il ne reste qu'un peu de faiblesse et d'atrophie du bras gauche.

Vogel a eu des accidents primitifs de syphilis, il y a quelques années, pour lesquels il a subi un traitement méthodique.

N° 8. — Hémiplégie suite de névralgie progressive.

Sœur Thérèse, âgée de 24 ans, tempérament sanguin nerveux, bien constituée, ayant toujours joui d'une excellente santé, s'expose, au mois de mai 1862, à un courant d'air dans un couloir frais et humide, lorsque, couverte de sueur, elle venait de préparer la chapelle. Un frisson violent la saisit, elle gagne le dortoir avec une névralgie sus-orbitaire très-violente du côté gauche. Le lendemain, névralgie du plexus cervical du côté droit et paralysie de tous les muscles de la face du même côté : la bouche est tordue, la parole difficile. Douleur dans le bras droit, les jours qui suivent ; les mouvements du bras deviennent impossibles ; dans la journée, l'hémiplégie devient complète en gagnant le membre inférieur.

Persistance de cet état pendant un mois ; point d'amélioration sous l'influence des sangsues à l'anus et des purgatifs. Les douleurs envahissent la colonne vertébrale ; on prescrit des fumigations et

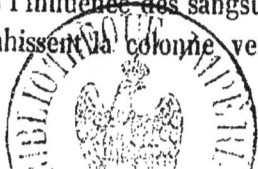

des bains de vapeur ; quelques légers mouvements reviennent au membre pelvien d'abord, puis au bras ; la parole est moins difficile, l'intelligence nette, la sensibilité cutanée est très-obtuse.

La malade vient prendre les eaux à Bourbon, au mois de juin 1863. Elle marche difficilement encore, un grand sentiment de faiblesse se fait sentir sur un terrain inégal. Le bras n'a point de forces et les doigts peuvent à peine serrer ce qu'ils embrassent, la bouche est encore déviée.

Après une saison, sœur Thérèse marche beaucoup mieux, son bras est revenu à l'état normal ; elle peut suivre tous les exercices de la communauté.

REMARQUES. — La nature rhumatismale, la filiation pathologique, la subordination de la paralysie à la névralgie, sont ici des faits de toute évidence.

N° 9. — Hémiplégie incomplète suite de névralgies successives.

Gabrielle Blanchard, tempérament lymphatique, âgée de 22 ans, s'expose, en janvier 1863, à un froid rigoureux et voit ses règles supprimées : le lendemain elle est prise d'une violente névralgie faciale droite ; la sensibilité des muscles de la face est altérée, il lui semble que ses joues sont de coton. Quelques jours après, la névralgie passe de la face au bras droit, puis du bras au membre pelvien. Bientôt après, tout le côté droit est pris d'engourdissement et d'hémiplégie incomplète. Au mois de juillet, la sensibilité était un peu obtuse, le bras faible, la marche lente et gênée ; elle ne fauchait pas en marchant, l'état général était affaibli.

N° 10. — Paraplégie suite de rhumatisme articulaire.

Le n° 37 du registre D, année 1862, présente un cas de paraplégie, suite de rhumatisme articulaire généralisé, très-grave. Le malade a quitté Bourbon très-amélioré par une saison des eaux : six mois après, la guérison était complète.

J'ai sous les yeux deux cas de guérison de paraplégie rhumatismale ; l'une était survenue chez un prêtre à la suite d'une angine ;

l'autre, chez un nageur qui avait prolongé son exercice et en avait éprouvé un refroidissement profond et général.

N° 11. — Hémiplégie suite de rhumatisme articulaire.

Mme Marie X., d'un tempérament bilieux nerveux, est prise d'un violent frisson au moment où elle lavait la lessive dans un ruisseau ; le lendemain, fièvre intense, douleurs articulaires aiguës, à l'épaule et à l'articulation coxo-fémorale du côté droit ; saignée, sangsues, cataplasmes et fomentations. Trois jours après, douleurs intenses dans plusieurs articulations du côté gauche ; persistance de la fièvre pendant trois semaines. Convalescence lente, suivie d'une grande faiblesse dans le côté droit.

Depuis vingt-cinq ans, chaque hiver elle est reprise par des douleurs articulaires qui la tiennent au lit pendant un mois. En janvier 1863, les douleurs se portent sur l'intestin et sur le diaphragme ; elles sont intenses et sont suivies d'une faiblesse paralytique de tout le côté droit ; elle ne peut se servir que très-imparfaitement de son bras et de sa jambe. Elle se décide à faire usage des eaux de Bourbon au mois de juin 1863.

Les premiers bains et quelques douches réveillent des douleurs ; on suspend le traitement thermal pour le reprendre quelques jours après. Au vingtième bain, on constate une grande amélioration : pas de douleurs, plus de liberté dans les mouvements, un peu de faiblesse.

N° 12. — Paralysie générale incomplète.

Le n° 136 du registre D (1862), revenu à Bourbon en 1863, registre D, n° 165, présente un cas d'affaiblissement paralytique général de nature rhumatismale. Ce forgeron travaillait presque nu, toujours en sueur et se plongeait souvent la tête et les bras dans l'eau ; depuis deux ans, il a cessé tout travail, par suite de ses douleurs et de la perte progressive, mais incomplète, de la sensibilité et de la motilité. L'état général est bon, l'intelligence nette. L'amélioration est très-sensible et la guérison probable.

RÉFLEXIONS.

Dans ces diverses observations, nous avons vu successivement la manifestation morbide des névroses à l'état simple et primitif ; puis nous avons observé ses *changements de mode* dans le même nerf, et enfin ses *déplacements* ou *propagations* de branche à branche, de paire à paire, de région à région.

Une chose doit surtout fixer l'attention : c'est que la propagation de l'affection ne se fait jamais d'un nerf moteur à un nerf de sensibilité. On est donc bien obligé d'admettre que ce n'est pas par les anastomoses terminales et périphériques, mais bien par les centres nerveux, cerveau, moelle et ganglions, que s'établit le processus morbide.

Les troubles secondaires de l'inervation que j'ai signalés, s'établissent donc évidemment par *voie réflexe* et ne sont nullement l'expression d'une nouvelle maladie ; ce sont des éléments de succession : c'est la même maladie, si l'on veut, à une autre époque.

Nº 13. — Névrose primitive du mouvement. — Hémiplégie faciale de nature rhumatismale.

M. X., négociant d'Orléans, âgé de 28 ans, tempérament sanguin, forte constitution, bonne santé habituelle, sujet pourtant de dix à dix-sept ans à des migraines héréditaires. Il y a deux ans et demi, après avoir hâté la marche pour prendre le chemin de fer, couvert d'un peu de sueur, il s'expose à un courant d'air vif, pour fumer un cigare, à la portière. Arrivé chez lui dans la soirée, il se couche en faisant une lecture et n'éprouve aucune indisposition : il ne peut souffler la bougie avec sa bouche, mais il n'en cherche pas la raison.

Le sommeil de la nuit n'est en rien troublé ; il se réveille avec la figure et la bouche de travers : difficulté de boire, de manger et de parler ; l'œil droit ne peut se fermer, la joue du même côté est molle et engourdie.

Le médecin appelé constate tous les symptômes d'une paralysie subite de la 7ᵉ paire : la vue reste bonne malgré l'écoulement des larmes, l'intelligence est nette, et rien dans l'économie n'a été influencé, à part le nerf facial.

On emploie les vésications, la strychnine et l'électricité sans la moindre amélioration pendant sept mois. A la suite d'une marche forcée, qui avait excité une forte sueur, il recouvre subitement la faculté de fermer l'œil. On lui conseille les eaux de Bourbon, où il arrive huit mois après son accident. Après le quatrième bain, l'amélioration est très-sensible ; il peut siffler, boire et manger plus facilement. Au vingtième bain, la guérison était presque complète. Depuis, il reste un peu de raideur paralytique dans les muscles zygomatiques et dans la paupière inférieure. Ce malade est revenu cette année chercher à Bourbon une guérison complète.

Depuis la savante étude qu'a faite Charles Bell, on rencontre à chaque instant la paralysie idiopathique du nerf facial.

A l'instant, mon ami et collègue le docteur Renard, du 74ᵉ de ligne, me rapporte le fait d'un soldat de son régiment, tempérament sanguin, excellente santé, qui fut pris subitement d'hémiplégie faciale après avoir fumé pendant la nuit sa pipe à la croisée de la chambre. Malgré les plaisanteries de ses camarades, il refuse pendant trois jours de se présenter à la visite, ne se croyant pas malade.

Envoyé en congé, après deux mois de traitement infructueux à l'hôpital, il revint à son corps complètement guéri, sans avoir eu recours à aucune nouvelle médication.

RÉFLEXIONS.

Dans ces deux cas, le nerf facial a été atteint directement par la cause morbide : la paralysie était primitive. Mais souvent une douleur intense précède la paralysie ; quelquefois la douleur est d'abord suivie d'analgésie (5ᵉ paire), puis de paralysie de la 7ᵉ paire. Ces *paralysies consécutives* sont alors certainement subordonnées à l'élément initial, douleur.

TÉTANIES. — En opposition à ces névroses paralytiques primitives, il faut signaler les tremblements, les crampes, les convulsions
cloniques qui naissent sous l'influence des mêmes causes que les
premières : le froid et l'humidité. Nombre de blessés ont été pris
de tétanos en Algérie, en Crimée et en Italie, pour avoir subi des
refroidissements brusques, soit par la pluie, soit par leur séjour dans
des églises glaciales.

Étiologie.

Nous voyons que beaucoup de névroses du mouvement, soit primitives, soit consécutives, sont sous la dépendance d'une diathèse
rhumatismale, comme les névralgies. Si ces affections se confondent
entre elles par leur étiologie, leurs symptômes et leurs consé-
quences éloignées ne manquent pas de ressemblance et de points de
contact aux yeux du physiologiste.

Le docteur Graves a rapporté, dans ses leçons sur le système
nerveux, plusieurs exemples de paralysie idiopathique (primitive).
« Dans plusieurs cas, il m'a semblé, dit-il, qu'elle reconnaissait
« pour cause l'influence du froid et de l'humidité longtemps pro-
« longés sur les membres inférieurs; on l'observe chez les sujets
« qui se livrent à la pêche et à la chasse, et chez les ouvriers qui se
« mouillent souvent les pieds dans les pays marécageux. » Les névralgies idiopathiques reconnaissent aussi le plus souvent pour cause
l'impression d'un courant d'air froid, les alternatives brusques de
température, l'humidité et l'immersion dans l'eau d'une partie du
corps; toutes circonstances qui aboutissent à un refroidissement
subit, local ou général.

De même la cause ordinaire du rhumatisme est une répercussion
de la transpiration par l'impression du froid et de l'humidité.

Pathogénie.

La parenté du rhumatisme avec les névroses est aussi évidente
par la pathogénie que par les causes, puisque nous avons vu suc-

cessivement la même maladie parcourir les articulations, le tissu fibro-musculaire, et se terminer par la paralysie ; ou bien, débutant par les nerfs de la sensibilité, passer aux articulations, et finir par la paralysie et l'insensibilité ; ou bien encore, une paralysie motrice s'établir d'emblée sous l'action spéciale des causes qui provoquent les névralgies et le rhumatisme. La filiation de ces divers états pathologiques, leurs modes et leur propagation se convertissent dans une loi générale et toute physiologique, savoir : *une stimulation, ou douleur initiale, centripète ; une transmission centrifuge, ou réflexion*, et presque toujours absence de perception centrale.

D'autre part, le rhumatisme chronique essentiel, les douleurs vagues et générales qu'on éprouve sous l'influence des changements de temps et des variations de la température et de l'humidité ne sont aussi que des névralgies rhumatismales.

CONCLUSION. — Quelle que soit la valeur des considérations pathogéniques qui précèdent, il reste un fait acquis : *c'est que beaucoup de paralysies sont essentielles, les unes primitives et les autres secondaires, et qu'elles sont, dans l'un et l'autre cas, de la même nature que le rhumatisme.*

D'autres paralysies sont encore essentielles, souvent sympathiques d'une intoxication ou d'un état général ; vraies deutéropathies, elles se rencontrent à la suite des affections graves, comme la fièvre typhoïde, la diphthérie, la dyssenterie, la fièvre jaune et les fièvres palustres. Exemples :

N° 14. — **Paraplégie suite de fièvre typhoïde contractée en Afrique.**

Le caporal Douville, âgé de 29 ans, huit ans de service, dont trois en Algérie, tempérament lymphatique nerveux, d'une constitution moyenne, entre à l'hôpital d'Arzew, le 9 mars 1862, atteint de fièvre typhoïde, en même temps que quatre camarades de la même compagnie de discipline. Lui seul échappe à la mort, après trente-cinq jours de délire ; mais au troisième mois de cette longue et grave maladie, il est frappé de paraplégie complète, avec insensibilité de la peau et atrophie des membres pelviens : les fonctions du rectum et de la vessie s'exécutent pourtant sans difficulté.

Au cinquième mois de sa maladie, il est évacué sur l'hôpital d'Oran pour être soumis au traitement de l'électricité ; on constate, en outre, une analgésie pendant deux mois que dure ce traitement. Peu à peu la sensibilité cutanée revient, puis le malade peut remuer un peu les cuisses et enfin les jambes. Au huitième mois de sa maladie, Douville peut se soutenir sur des béquilles et faire quelques pas en arrière, en traînant ses pieds sur le sol : il ne peut encore soulever ses membres. Cette amélioration progresse sous l'influence des bains sulfureux et d'un régime tonique, et les membres pelviens reprennent de la force et de la nourriture.

Envoyé à Bourbon pour y faire usage des eaux, en juillet 1863, l'état général du malade est assez bon, la sensibilité est normale, mais la faiblesse de ses jambes ne lui permet pas encore de se tenir debout sans appui ; il fait une centaine de pas avec ses béquilles.

Après vingt jours de traitement, l'amélioration est très-sensible : il peut se tenir debout et marcher avec un bâton. Il quitte Bourbon, après avoir pris 33 bains, 25 douches et bu chaque jour quelques verres d'eau thermale et de Jonas : son état général est excellent, il marche facilement avec des béquilles ; il a recouvré assez de forces pour faire quelques pas sans l'aide d'un bâton et il peut s'asseoir librement.

N° 15. — Hémiplégie suite de fièvre catarrhale.

Mme X., de la Charité (Nièvre), me présente son fils Gabriel, âgé de 5 ans ; elle vient à Bourbon lui faire prendre les bains pour une paralysie du membre supérieur droit ; l'enfant est alerte, intelligent, d'une bonne constitution : le bras droit ne jouit que de faibles mouvements ; l'avant-bras est demi-fléchi, en pronation ; le poignet, la main et les doigts sont fléchis avec contracture telle des tendons, que l'extension forcée en est impossible ; tout le membre a presque le même développement que l'autre. La mère me raconte qu'à l'âge de 18 mois, cet enfant a été atteint d'une affection grave de poitrine avec fièvre ardente, *sans mal de tête ni convulsions,* suivie de diarrhée et d'hémiplégie complète de tout le côté droit. La sensibilité était abolie comme la motilité, le côté droit de la face était paralysé, la bouche déviée, l'œil droit ouvert.

Six mois après, le membre pelvien a recouvré quelques mouvements, et, à deux ans et demi, l'enfant essayait de marcher en traînant la jambe droite. L'amélioration a été progressive, quoique le bras droit soit resté longtemps inerte et mou.

Cet enfant prend 12 bains et 12 douches, et je constate une très-grande amélioration qui fait espérer une complète guérison : la volonté fait étendre l'avant-bras, redresser le poignet et les doigts ; ceux-ci jouissent même de quelques mouvements isolés.

N° 16. — Paralysie générale suite de dyssenterie contractée en Chine.

M. L., adjudant d'administration, 33 ans, tempérament sanguin, bonne constitution, est atteint, en 1860, de dyssenterie à Shang-Haï. Cette affection, qui dure depuis six mois, a plongé le malade dans une débilité profonde et dans un grand amaigrissement.

Il s'embarque pour la France, à bord du *Japon*, le 30 novembre 1860, et arrive à Toulon le 31 janvier 1861. A dater de son embarquement, la faiblesse musculaire augmente progressivement, et, après le huitième jour, il est complètement paralysé. L'intelligence est nette, il a perdu la voix, les mains et les avant-bras ont perdu tout mouvement, ainsi que les deux membres pelviens ; il n'y a point de paralysie du rectum et de la vessie ; la dyssenterie s'améliore pendant la traversée, la voix revient ; la sensibilité était conservée.

Il séjourne à l'hôpital de Toulon, sans éprouver de mieux, jusqu'au 15 mai 1861, époque à laquelle il est envoyé à Bourbon. Traitement : régime analeptique, les toniques, la noix vomique, le sulfate de strychnine, les frictions stimulantes, l'électricité et les douches sulfureuses.

A son arrivée à Bourbon, on constate une paralysie des extrémités thoraciques et pelviennes avec atrophie musculaire de ces membres ; il ne peut faire que quelques pas, soutenu par deux aides ; son traitement dure cinquante-huit jours, les digestions se font bien, il n'éprouve aucune céphalalgie, il prend 36 bains, 36 douches et quelques verres d'eau thermale.

A son départ, le 14 juillet, l'atrophie a diminué, les membres ont plus de force et de mouvement; il commence à écrire et à marcher avec des béquilles; la sensibilité et la calorification sont normales, les orteils et les pieds ne jouissent d'aucune liberté de mouvements.

Après une année de convalescence, il revient aux eaux de Bourbon, en juillet 1862 : il n'est plus atteint que de faiblesse des membres inférieurs, de paralysie des orteils et d'un peu de raideur dans les mouvements du tronc : état général bon. Après 62 jours de traitement, 41 bains, 41 douches, il a recouvré presque toutes ses forces et la liberté des mouvements ; les orteils seuls sont paralysés isolément. M. L. reprend son service.

Il revient à Bourbon en juillet 1863. L'état général est parfait, les orteils des deux pieds sont paralysés, mais sans raideur, la marche est très-libre, le malade est obligé de chausser des souliers fendus jusqu'à l'extrémité pour glisser commodément les orteils.

Il quitte Bourbon le 14 septembre, après avoir pris 45 bains et 40 douches : l'état général est excellent, la marche est libre et assurée, les membres pelviens ont toute leur force ; les orteils seuls sont privés de leurs mouvements isolés et partiels.

Nº 17. — Paralysie générale progressive saturnine.

Robert est un ouvrier chaudronnier de la marine impériale ; depuis douze ans, il exerce cette profession : 39 ans, tempérament sanguin, forte constitution : il a contracté la dyssenterie et des coliques sèches, il y a quatre ans, dans les mers de Chine, où il était spécialement chargé du fonctionnement et des réparations d'une chaudière en cuivre étamée pour la distillation de l'eau.

Il est resté sujet à des maux de tête violents et irréguliers ; puis, il y a deux ans et demi, est survenu de la faiblesse et de l'engourdissement général, accompagnés de diplopie ; cette lassitude augmente pendant trois mois, surtout au bras gauche, avec de l'insomnie et perte d'appétit ; enfin, on le relève de son service, atteint d'affaiblissement profond, avec perte des forces musculaires. Dès cette époque, les membres du côté gauche lui semblent paralysés, le membre pelvien surtout qu'il traîne en rasant le sol.

Robert, après avoir subi divers traitements, sangsues, purgatifs, est envoyé à Bourbon en 1862 pour paralysie partielle du membre supérieur gauche, attribuée à une hémorrhagie cérébrale. Le 15 mai, on constate l'état suivant : paralysie incomplète du mouvement, accompagnée de tremblement des membres du côté gauche. Les membres sont amaigris, leurs fonctions s'exécutent imparfaitement ; la marche est très-gênée, le malade traîne la jambe, la parole est embarrassée. Il reste quatre mois aux eaux et prend 81 bains et des douches : une amélioration sensible dans la marche se fait sentir pendant les deux premiers mois.

Au mois de mai 1863, il est renvoyé aux eaux de Bourbon, où je constate les symptômes suivants :

La marche est assez libre avec un bâton, la jambe gauche traîne et rase le sol que le malade fixe avec attention : la parole est très-embarrassée, l'expression de la physionomie est plate ; il y a un engourdissement des muscles de la face ; les pupilles sont dilatées et les paupières agitées de clignotement ; quand elles sont fermées, durant le sommeil, ce tremblement convulsif et fibrillaire persiste : la vue est faible avec diplopie pour les objets rapprochés, et dès que le malade tourne la tête ou le corps, la diplopie augmente et s'accompagne de vertiges ; sensibilité cutanée générale à l'état normal, diminution notable de la force musculaire des membres du côté gauche, avec un peu d'atrophie et de flaccidité qu'on rencontre aussi dans les muscles de l'épaule, le grand dorsal et le grand pectoral. Les membres du côté gauche, spécialement le bras, dès que le malade veut s'en servir, sont agités de tremblements saccadés qui se précipitent, ainsi que la voix, à la moindre émotion et à la moindre question.

L'avant-bras gauche est un peu fléchi, en demi-pronation ; le poignet et les doigts demi-fléchis et rapprochés par leur pulpe ; les mouvements d'extension et de supination sont lents, difficiles et faibles.

Depuis quelque temps, le bras droit a pris part à cet état d'impotence, mais à un bien moindre degré que le gauche. La constipation est habituelle, les urines difficiles et l'érection nulle. La nutrition et l'état général sont assez bons. Il quitte les eaux sans amélioration, après avoir pris, avec prudence, 40 bains, 40 douches et quelques verres d'eau thermale.

REMARQUE. — En remontant la filiation de ces symptômes jusqu'aux antécédents et aux habitudes du malade ; en fixant leur invasion et leur succession progressive ; en tenant compte des tremblements et de l'atrophie de certains muscles, de l'intégrité de la sensibilité et de l'absence de contractures, il m'a été impossible de voir dans cette affection autre chose qu'une intoxication saturnine, car Robert était chaque jour obligé de manier de la soudure et de l'étamage pour réparer une vieille chaudière.

N° 18. — Paralysie générale suite de dyssenterie.

On trouve, dans le registre D, année 1862, n° 85, un exemple de paralysie générale suite de dyssenterie contractée en Algérie. L'effet des eaux a été nuisible : cet homme a été réformé quelques mois après.

RÉFLEXIONS.

Jusqu'ici, j'ai considéré au point de vue étiologique les rapports du rhumatisme avec les névralgies et les névroses paralytiques, primitives et consécutives ; et, au point de vue pathogénique, les modifications de ces états morbides, leur ordre de *succession* sur place et de changement ou plutôt de *migration par voie réflexe*, constituant ainsi des accidents ou maladies secondaires et éloignées. Leur nature est la même ; la parenté de ces affections est évidente.

Il me reste à comparer, au même point de vue de l'étiologie et de la pathogénie, pour les faire entrer dans la synthèse précédente, plusieurs affections graves auxquelles on a reconnu sans conteste le caractère d'entité morbide.

N° 19. — Ataxie locomotrice.

M. T., âgé de 40 ans, tempérament nerveux bilieux, ayant toujours habité les colonies et l'Algérie, a été atteint, il y a six ans, d'une névralgie sus-orbitaire droite très-douloureuse, qui s'est accompagnée, au bout d'un mois, d'un tic convulsif de la lèvre supérieure et des paupières de ce côté.

Les douleurs et le tic disparaissent au bout de quelques mois, pour faire place à des troubles de la vue, avec diplopie rebelle qui dure deux ans : pendant ce temps, il n'éprouve que de rares douleurs, mais il est sujet à des étourdissements et à des vertiges.

Un reste de strabisme interne de l'œil droit, que je constate trois ans après, et un peu de paresse de l'orbiculaire, me font penser qu'il s'était alors produit quelque phénomène réflexe paralytique qui tenait sous sa dépendance la diplopie et peut-être les vertiges ; d'autant plus que M. T., après avoir épuisé divers moyens en Algérie, est venu consulter des oculistes à Paris, qui n'ont trouvé aucun trouble dans les milieux et les profondeurs de l'œil.

Ces phénomènes durent deux ans et sont remplacés par des douleurs térébrantes dans les épaules et dans le rachis, pendant plusieurs mois.

Il y a quatorze mois, réapparition des mêmes douleurs avec la même acuité ; le malade devient sujet à des rétentions d'urine, à des érections pénibles, puis il sent de la raideur dans les jambes et une notable obtusion de la sensibilité aux pieds : une grande irritabilité se montre dans son caractère, avec quelque trouble passager de la vue et un bégaiement que la moindre émotion augmente.

Cet état empire progressivement, la marche devient impossible, par suite de l'affaiblissement des jambes et de leur insensibilité : cette situation dure deux ans, pendant lesquels les membres pelviens s'atrophient et perdent leur caloricité.

Vers le mois de janvier 1863, quelques légers mouvements réapparaissent d'abord aux orteils et successivement aux jambes et aux cuisses ; la sensibilité cutanée réapparaît aussi partiellement et confuse : pendant plusieurs mois, le malade avait perdu la notion de position et de rapport ; il ne sentait pas où étaient ses jambes, ni sur quel corps elles étaient appuyées. Le rectum et la vessie sont paralysés ; il est tourmenté par une barre hypogastrique, par de la raideur et de l'engourdissement du bassin.

A mesure que les mouvements des extrémités reviennent, ils sont incohérents, involontaires et convulsifs ; au moindre déplacement, les jambes se portent en dedans et en dehors. Quand le malade peut être assis, les deux genoux se ferment et se serrent l'un contre l'autre ; séparés par les mains, ils reviennent soudain au contact.

Quelques fourmillements et agacements se sont fait sentir aux avant-bras et aux mains, mais ils n'ont pas empêché le malade d'écrire.

Vers le mois de mars 1863, M. T. peut faire quelques pas avec des béquilles ; les jarrets sont très-raides, il ne peut coordonner les mouvements de ses jambes, il sent fort peu le sol sur lequel il appuie : la sensibilité des membres est pervertie, les irrigations froides auxquelles on le soumet lui paraissent chaudes et déterminent des douleurs lorsqu'on les fait sur le rachis.

L'appétit revient, la nutrition et la caloricité se rétablissent dans les membres pelviens, en même temps qu'ils gagnent en mouvements. Amélioration progressive jusqu'au 1er juin ; le malade arrive à Bourbon dans l'état suivant, pour y faire usage des eaux :

Maigreur générale notable, marche quelques centaines de pas avec un bâton, départ hésitant et convulsif, raideur du tronc et des membres qui rasent le sol. La tête est inclinée en avant, et les yeux sont fixés sur le sol pour assurer la marche. Vertiges dès que le malade tourne le corps ou la tête ; s'il rapproche les pieds, l'équilibration est difficile ; s'il ferme les yeux, elle est impossible ; le soir, il ne peut se conduire : la sensibilité des pieds est encore confuse. Hésitation de la parole avec un peu de bégaiement ; strabisme interne de l'œil droit, avec paresse de l'orbiculaire ; diminution de la caloricité aux jambes et aux pieds, avec fourmillements qui se font aussi sentir aux mains. Barre hypogastrique, constipation, inertie du rectum et de la vessie, envies fréquentes d'uriner, quelques douleurs rachidiennes ; bon sommeil, bon appétit, irritabilité nerveuse, intelligence nette.

Pendant sept semaines, M. T. prend 35 bains, 25 douches et quelques verres d'eau thermale. A son départ, le 20 juillet, il y avait un mieux manifeste : diminution de la paresse du rectum et de la vessie, moins de raideur dans les jarrets et le rachis, équilibration plus facile, marche plus solide et d'une demi-heure de durée ; état presque normal de la sensibilité des membres pelviens ; persistance de la barre hypogastrique.

RÉFLEXIONS.

Cette observation nous montre une succession de phénomènes morbides dont il est facile de suivre les rapports et l'enchaînement. L'élément primitif et régulateur des accidents est toujours l'hyperesthésie ; sa marche est mobile et envahissante ; dans chaque station, la douleur engendre, par voie réflexe, des éléments morbides, convulsifs et paralytiques, réels et pseudo-paralytiques. Elle-même, à titre d'élément spécial, elle se diversifie primitivement sur place sous trois modes successifs : exagération, perversion et abolition ou anesthésie ; comme la motricité, secondairement et successivement, qui, de la convulsion, passe à l'ataxie et à la paralysie.

N° 20. — Ataxie locomotrice.

M. M., négociant, qui habite l'Algérie depuis 1840, tempérament bilioso-nerveux, taille élevée, constitution robuste, très-actif, exempt de maladie jusqu'en 1856.

A cette époque, un violent tremblement de terre qui a ruiné Djidjeli, ayant compromis les intérêts et la fortune de sa nombreuse famille, il fut pendant plusieurs mois exposé aux vicissitudes d'un bivouac provisoire et aux plus rudes travaux du corps et de l'esprit.

Bientôt il est obligé d'écouter un sentiment de lassitude et de douleur qui allait en empirant. Ses bras surtout deviennent inhabiles et
infirmes ; une douleur aiguë se fixe autour de l'épaule droite et du
col, et rend tout mouvement de ces régions impossible : la sensibilité de la peau aux deux bras exige l'immobilité pour échapper à la
souffrance. On pense avoir affaire à un rhumatisme ; plusieurs mois
de traitement d'après cette indication n'amènent pas d'amélioration.

Des douleurs se font ensuite sentir dans la tête, la vue faiblit ; la
colonne vertébrale devient sensible et raide, et les extrémités supé-
rieures et inférieures sont le siége de fourmillements et d'élance-
ments : la faiblesse musculaire du côté droit est très-prononcée, le
bras droit devient de plus en plus inhabile. Un an s'était écoulé en
soins infructueux qui firent penser que M. était atteint de paralysie :
sous l'empire de cette idée, il se rend en France en 1858, se confie
à plusieurs médecins de Marseille et subit des traitements variés,
tantôt par les émissions sanguines, tantôt par les révulsifs, la
médecine Leroy et l'électricité. Il rentre en Algérie au mois d'août
1862, revenant de Barèges, où il avait fait usage des eaux sans
succès.

Il était habituellement constipé, avec barre hypogastrique, envies
fréquentes d'uriner, miction difficile et quelquefois involontaire.
Au mois de septembre 1862, je suis appelé à lui donner des soins
pour une rétention d'urines qui date de douze heures. Il se croyait
atteint depuis quelque temps de rétrécissement, et, sur le conseil
d'un médecin, pour faire cesser les épreintes et faciliter les urines,
il s'introduisait une petite bougie de caoutchouc à quelques centi-
mètres de profondeur dans l'urètre. Cette fois, il n'était arrivé qu'à
se déchirer la muqueuse, et sa chemise était remplie de sang. Je
constate la saillie de la vessie au-dessus du pubis, le malade est
dans une agitation extrême, avec soif, ardeur de la peau alternant
avec des sueurs. Je pratique le cotethérisme avec une sonde en
argent de gros calibre, qui marche facilement jusqu'au col de la
vessie, dans lequel elle pénètre avec résistance, en me donnant la
sensation d'une étreinte violente et spasmodique ; après une pression
graduée et constante de cinq minutes, un dernier effort en abaissant

le pavillon de la sonde me fait entrer brusquement dans la vessie, de laquelle il s'écoule 600 grammes d'urine très-colorée. Je prescris 12 sangsues au périnée et un grand bain après leur chute. Quelques jours après, les mêmes accidents se reproduisent ; le malade a des envies douloureuses d'uriner, qu'il ne satisfait que goutte à goutte. Je trouve la vessie affaissée : pour calmer le malade, je suis obligé de le sonder ; il ne s'écoule que deux cuillerées d'urine : la même résistance spasmodique surgit au col ; même prescription que plus haut.

La violence avec laquelle ce malade avait saisi mes bras, pendant que je le sondais, attira de suite mon attention sur la paralysie dont il se disait atteint : j'étais sur la voie d'une *pseudo-paralysie*, d'une impotence fonctionnelle caractérisée par de l'ataxie locomotrice.

J'avais connu M. dix-huit ans auparavant, et je pus avec certitude m'assurer qu'il était depuis atteint d'un léger strabisme interne de l'œil droit, avec dilatation de la pupille, diplopie irrégulière, vertiges dès qu'il tournait rapidement la tête ou le corps, bégaiement prononcé, hésitation de la voix avec timbre affaibli et discordant, et parfois demi-extinction de la parole. Je m'assure, lorsque ses membres sont au repos et avec un point d'appui, que la contractilité musculaire y est très-forte, soit aux mains, soit aux pieds, et que tous les mouvements simples et isolés s'y font parfaitement. Mais, dès que le malade veut les mouvoir, il éprouve une raideur et accuse un poids qui sont suivis d'agitation et de tremblement convulsif. La moindre émotion augmente ce désordre dans les mouvements des mains et dans la progression. La marche est hésitante et saccadée, puis précipitée ; la résistance du sol est confuse ; les yeux y sont fixés, sans quoi l'équilibration est impossible ; plusieurs mouvements composés ne sont possibles que par une forte contention d'esprit : malgré la raideur, la douleur et le poids qu'il éprouve dans les bras et les épaules, il peut saisir en dessus de sa tête un corps saillant qu'il étreint ensuite vigoureusement. Le désir génésique est loin d'être éteint, il constitue souvent un besoin impérieux.

Pendant plusieurs mois, j'ai suivi ce malade et j'ai pu m'assurer qu'il n'y avait point de paralysie, mais bien ataxie locomotrice ; j'ai interrogé la sensibilité cutanée, je l'ai trouvée plutôt obtuse qu'exagérée. L'état général est bon, la nutrition se fait bien : je me suis contenté d'écarter toute médication active dont le malade s'était fort mal trouvé ; de régulariser les fonctions par un régime doux et méthodique ; d'assurer un bon sommeil et de calmer les douleurs erratiques avec un peu d'alcoolature d'aconit. L'état moral surtout s'est amélioré.

RÉFLEXIONS.

Il est aussi facile, dans ce cas que dans le précédent, de suivre la succession et l'enchaînement des phénomènes morbides et de fixer leurs rapports pathogéniques. L'élément douleur ouvre la scène, avec une marche progressive jusqu'à l'acuité la plus marquée, et, dans chaque région qu'il envahit, il est suivi de troubles dans la motilité, caractérisés par du désordre et de l'incohérence. On peut suivre le même ordre de faits dans l'appareil génito-urinaire ; car ce malade n'était atteint d'aucun rétrécissement : exagération ou perversion de la sensibilité bientôt suivies d'exaltation génésique, de spasme de l'urètre et du col vésical, puis de légère incontinence. Le strabisme et l'ambliopie signalés dans les deux cas sont des états convulsifs et paralytiques de la 3e et de la 6e paires de nerfs craniens ; états consécutifs à l'hyperesthésie. Les douleurs fulgurantes ont aussi précédé l'anesthésie de la peau et la perversion de la sensibilité ; puis l'ataxie motrice est apparue.

Le désordre progressif et plus ou moins général de la motilité qu'on nomme ataxie locomotrice, n'est donc qu'un mode ou un temps d'une affection à marche envahissante ; c'est un accident de cette affection, *c'est une maladie secondaire*. Ce ne peut être une entité morbide ; c'est un élément morbide réflexe.

Loin de moi l'idée de faire descendre l'ataxie locomotrice progressive au rôle de symptôme, et de la mettre sur le même niveau que l'ataxie qu'on remarque dans quelques lésions organiques limitées du cervelet et de la moelle épinière : ce serait rétablir la confusion.

Mais il m'est difficile de croire que le *tabes dorsalis* de Romberg de Berlin, qui est la période ultime de l'ataxie de M. Duchenne de Boulogne, soit toujours la conséquence de l'atrophie et d'une modification de structure de faisceaux postérieurs de la moelle et des racines postérieures. Ce serait une singulière organopathie qui marcherait bien lentement et qui aurait une expression symptomatique bien errante et bien variable. L'anatomie pathologique nous donne le tableau des organes après leur désastre, sans nous expliquer leur mode d'action ni leur rôle dans la lutte : elle ne nous donne pas la raison de leurs souffrances.

J'aime mieux voir, dans le *tabes dorsalis*, une névrose progressive dont le point de départ, l'élément douleur, a été si bien étudié par M. Duchenne de Boulogne, sous le nom de période céphalique. Ce n'est pas nier les lésions anatomiques, c'est simplement mettre en doute leur priorité et leur importance.

Chorée.

A côté de l'ataxie se place naturellement la chorée, à laquelle on a improprement donné le nom de *danse de Saint-Guy*.

Cette névrose convulsive est caractérisée par des mouvements irréguliers, involontaires, continuels ou intermittents, siégeant dans un ou plusieurs membres, dans la tête et quelquefois le tronc. M. Bouillaud pense que cette agitation convulsive consiste en un trouble dans la coordination des mouvements. Contrairement à l'opinion de Pinel, cette bizarre convulsion ne s'accompagne pas toujours de paralysie.

L'effort de la volonté ne rend pas le malade maître de ses mouvements, tandis que, dans l'ataxie, l'attention et la volonté arrivent, sinon à les régulariser, du moins à les déterminer.

Je crois qu'on peut reconnaître deux genres de chorée : l'une essentielle et primitive, *absoluta per se;* l'autre secondaire, réflexe. La première s'établit directement, sans antécédent, sous l'influence d'un trouble psychique, d'un ébranlement nerveux arrivant jusqu'aux centres de perceptions ; sous l'influence d'une émotion, de la frayeur, par exemple.

Maréchal est un infirmier âgé de 26 ans, tempérament lympha-tique sanguin, d'une bonne constitution. Étant de service de nuit, il est obligé de porter deux cadavres à l'amphithéâtre; lorsqu'il entre la seconde fois dans cet établissement, il distingue dans l'obscu-rité un être humain qui se heurte et s'échappe : la peur le prend, il croit à la résurrection du premier cadavre qu'il vient de déposer. C'était un de ses camarades qui rentrait par escalade.

Maréchal regagne faiblement sa salle; le lendemain, il est dans un état de grande dépression, il a peine à parler, ses membres tremblent.

Après un traitement varié et très-long à l'hôpital de Sedan, il est envoyé à Bourbon au mois de juillet 1862.

Maréchal est indemne de toute maladie antérieure, la nutrition est bonne, il se plaint d'un peu d'embarras gastrique et d'état saburral permanent de la langue. La voix est hésitante, il ne parle que par monosyllabes convulsivement interrompus ; sa vue est moins bonne, tous ses membres sont atteints d'agitation saccadée et de tremble-ment, qui reviennent par crises et dès que le malade veut faire quelques mouvements. C'est le côté gauche qui est le plus affecté ; il dirige avec difficulté ses bras et ses mains pour satisfaire tous ses besoins. Le sommeil est bon et calme, la respiration est régulière, les fonctions du cœur et de la sensibilité sont normales.

Pendant son séjour de deux mois, il prend 59 bains, et, à son départ, on constate une amélioration notable : les membres infé-rieurs ont recouvré une bonne partie de leurs forces, et la marche est assez libre ; même état des bras et de la voix.

Revenu à Bourbon le 15 mai 1863, dix mois après, il se trouve dans les mêmes conditions. Il supporte mal les bains, qui lui semblent augmenter ses tremblements : j'ai soin d'en abaisser la température à 24° et 22°, il ne s'en trouve pas mieux. Il quitte les eaux, le 15 juillet, sans amélioration : la parole est très-difficile et convulsive ; il se sert avec peine du bras gauche, et quelquefois, en

marchant, sa tête est agitée de tremblements; la marche est assez
libre et de longue durée.

RÉFLEXIONS.

Au lieu de débuter d'une manière brusque et soudaine, on voit
le plus souvent la chorée s'établir lentement et être dominée par des
affections rhumatismales antécédentes, ou un état névropathique.
Elle succède souvent au rhumatisme articulaire et musculaire, dans
le jeune âge; ou bien elle en est traversée dans son cours : elle
s'établit quelquefois après des courbatures et des douleurs musculaires qui ne sont que des névralgies rhumatismales.

Dire rhumatisme articulaire, musculaire et nerveux, c'est dire
douleur, hyperesthésie. Voilà l'élément morbide primitif, avec le
caractère d'acuité et de mobilité que nous avons signalé dans les
premières observations. Le second temps, c'est le trouble de la
motilité, l'agitation convulsive ; c'est un élément de succession, un
état morbide réflexe vraisemblablement.

Cet accident peut parcourir trois modes : exagération, perversion
ou ataxie, et paralysie ou abolition.

La chorée, pas plus que l'ataxie locomotrice, n'est une individua-
lité morbide, ni une organopathie.

Coliques.

Je passe à un ordre d'états morbides mal définis, et qui est l'écueil
du diagnostic et de la thérapeutique. Quelle que soit la cause des
coliques, cette affection se résout en deux temps et en deux éléments : 1er temps, *état spasmodique et douloureux*; 2e temps, *état
asthénique et paralytique*.

Par comparaison avec les faits précédents, nous voyons ici comment s'établit la paralysie à la suite des coliques sèches, saturnines,
métalliques, etc. La paralysie est un élément de succession, c'est
encore un état morbide réflexe.

RÉFLEXIONS.

Il est facile de suivre cette pathogénie dans les maladies hysté-
riques et dans plusieurs névroses viscérales et simplement conges-
tives.

Ici, l'observateur judicieux pourra souvent, par l'analyse clinique, remonter comme antécédent à quelque lésion organique
viscérale, latente ou visible, proche ou éloignée, qui régit, par
voie réflexe, des troubles fonctionnels dans un appareil ou dans un
système d'organes.

Ainsi s'expliqueront une foule de phénomènes bizarres qui
épuisent l'inervation et retentissent jusqu'au centre des perceptions
morales et intellectuelles, et, ailleurs, ces névroses viscérales, ces
flux et congestions, qui n'ont rien de l'inflammation, mais qui sont
purement sous la dépendance des vicissitudes du grand sympathique. Le silence physiologique de cet appareil nous oblige à nous
contenter le plus souvent de l'induction dans la recherche de ses
manifestations morbides. Mais la physiologie expérimentale, marchant de pair avec l'induction clinique, vient dernièrement de
confirmer les jugements de celle-ci, en déchirant le voile qui obscur-
cissait les fonctions vaso-motrices du grand sympathique.

Je me trouve au terme de considérations qui auront sans doute
éveillé quelque curiosité dans leurs détails, mais qui réclament une
grande attention dans leur ensemble, si l'on veut bien réfléchir
qu'elles étayent cette double proposition qui les domine comme une
clef de voûte, savoir :

Un grand nombre d'affections du système nerveux sont idiopathiques et indépendantes de toute lésion des centres : simple trouble
fonctionnel, primitif ou secondaire, elles ont le plus souvent leur
origine dans les extrémités du système nerveux ; analogues aux
névroses de l'entendement qui procèdent généralement de l'exté-
rieur à l'intérieur, plutôt par des idées acquises que par des idées
innées.

Un tel jugement rend leur pronostic fort consolant et a virtuellement une valeur thérapeutique qui indemniserait au besoin de l'insuffisance des agents de la matière médicale.

TRAITEMENT. — Avoir dit ce qu'était une affection et ce qu'elle n'était pas, c'est presque avoir parlé longuement de son traitement. J'ai en effet rapproché une foule de névroses par l'étiologie et la pathogénie, afin de conclure de leur nature à leur thérapeutique. Sans passer en revue les indications particulières, je dirai de suite que le caractère diathésique, que la forme chronique, apyrétique de ces affections se prêtent à merveille à la médication hydro-thermale. Lorsqu'on n'a pas à craindre d'augmenter ou de réveiller un travail pathologique dans les centres nerveux, on peut envoyer à Bourbon les malades atteints de névroses, avec l'espoir d'obtenir une grande amélioration et souvent la guérison. Comme on va le voir, l'application de ce traitement hydro-thermal réclame beaucoup de tact et de connaissances pratiques.

EFFETS DES EAUX. — Maintenant je vais entrer dans des considérations générales sur les effets physiologiques des eaux de Bourbon-l'Archambault, sur les accidents qu'elles peuvent provoquer et sur leur action thérapeutique.

L'action des eaux thermales de Bourbon se manifeste au début par une excitation générale de toute l'économie, qui est souvent suivie de lassitude, de fatigue et d'inappétence : à un sentiment de force et de bien-être succède de la lenteur et de l'embarras des fonctions. Après cinq ou six bains, la chaleur de la peau augmente, il survient de l'insomnie. La constipation est habituelle, mais on trouve dans l'eau froide de Jonas un moyen commode et facile de la combattre.

Les sueurs et les urines sont généralement augmentées suivant la quantité d'eau que les malades boivent. C'est alors que plusieurs sont atteints de la poussée : c'est une éruption polymorphe et variable qui s'établit assez souvent sans fièvre. D'autres sont pris d'ardeur et de sécheresse de la peau, de fièvre légère avec inappétence et embarras gastrique. Cette fièvre thermale se juge quelquefois sans éruption.

Dans ces diverses circonstances, il suffit de suspendre les bains pendant quelques jours, pour les reprendre en modérant leur durée et leur température. Pourtant, j'ai été quelquefois obligé de recourir au sulfate de magnésie, à la dose de 20 à 30 grammes : c'est surtout lorsqu'il y avait de la céphalalgie et de l'insomnie, de la plénitude du pouls et de la tendance à des congestions.

Il n'est pas rare de voir des douleurs anciennes ravivées, ou de nouvelles apparaître ; le plus souvent elles sont erratiques. Le n° 48, venu pour entorse ancienne, a été pris, vers le dixième bain et quelques douches, d'un rhumatisme articulaire aigu qui a parcouru cinq ou six grandes articulations. Le n° 1, atteint d'arthrite du gros orteil gauche, sous l'influence d'une diathèse goutteuse, a vu ses douleurs ravivées, passer aux genoux et se fixer aux articulations du pied droit.

La stimulation des eaux de Bourbon, jointe à une certaine saturation de l'économie, peut encore amener d'autres accidents, surtout chez les individus sanguins, bilieux, et chez ceux qui sont sous l'influence de quelque diathèse latente.

On remarque alors des phénomènes de congestion viscérale, des hémorrhoïdes, des hémoptysies, des épistaxés, de la toux et de l'oppression, de la dysurie, de l'albuminurie, de l'hématurie et des palpitations.

Le n° 4 a été pris de coliques hépatiques, avec suffusion biliaire intense, vomissements, anxiété profonde, petitesse du pouls et abaissement de la température. Deux crises sont arrivées sous la forme intermittente quotidienne ; j'ai administré 2 grammes de sulfate de quinine éthéré, et j'ai combattu la fluxion et la douleur hépatique par les sangsues et les lavements laxatifs. Après un mieux très-prononcé, pendant deux jours, la respiration s'est embarrassée et j'ai constaté une hépatisation du tiers inférieur du poumon droit, avec souffle, résonnance de la voix et matité. Les crachats étaient rares, visqueux et non rouillés ; sous l'influence d'un peu d'émétique, qui a été toléré, la résolution a été rapide après quatre jours.

J'ai dû évacuer deux malades pour bronchite tuberculeuse : le n° 36 n'avait jamais eu d'accidents du côté de la poitrine et ne présentait aucun indice de la diathèse tuberculeuse ; le n° 43 était vraisemblablement depuis longtemps sous l'influence de cette affection, à en juger par son affaiblissement général.

Le n° 17, atteint d'arthrite syphilitique, a vu ses douleurs accrues et arriver des douleurs ostéocopes et des exostoses.

Le n° 158, envoyé pour rhumatisme musculaire et pour une névrose mal déterminée, a été pris de coliques hépatiques violentes après le troisième bain : anxiété, agitation, douleur, barre diaphragmatique, respiration fréquente, difficile, vomissements bilieux, constipation et chaleur de la peau alternant avec des sueurs froides... Il a été évacué sur l'hôpital militaire de Lyon.

La fièvre thermale et la poussée ne m'ont jamais paru être des phénomènes critiques : je les considère comme des accidents, et j'ai toujours cherché à les éviter ou à les atténuer.

EMPLOI DES EAUX. — L'action et les effets des eaux de Bourbon varient suivant leur température. En tenant compte de l'âge et du tempérament des militaires, je me suis attaché à prescrire des bains à la température de 28° à 30°, d'une durée de 35 à 40 minutes, et des douches de 5 à 8 minutes. Ce point isotherme pour mes malades est précisément celui qui favorise le plus les fonctions d'absorption par la peau, et qui excite le moins la circulation : dans cette condition, j'ai pu constater une diminution de quatre, six et huit pulsations, après un bain d'une demi-heure.

BAINS. — En parlant de bains chauds de 32° à 36°, Faye dit : « Ce sont ceux dont je crois l'usage le plus dangereux, parce qu'ils « irritent assez pour faire beaucoup de mal et trop peu pour faire « du bien; je les emploie rarement, quoiqu'on les ait conseillés « dans les engorgements chroniques, pour exciter un mouvement « fébrile. » Et en parlant des bains très-chauds : « Je ne me laisse

« pas gagner par l'exemple dans ma pratique, et souvent j'ai interdit
« à mes malades ce remède, malgré le bien qu'ils croyaient en avoir
« éprouvé. »

Ces préceptes sont ceux d'un observateur judicieux et plein
d'expérience à l'endroit des eaux de Bourbon. Pourquoi n'ont-ils
pas été suivis?

BOISSON. — Pendant le bain, les malades prennent un à deux
verres d'eau thermale, et autant dans la soirée ; aux repas et dans
la journée, ils boivent quelques verres d'eau froide de Jonas, coupée
avec du vin. L'eau thermale constipe presque toujours, tandis que
l'eau froide de Jonas procure facilement la diarrhée.

DOUCHES. — Les douches sont de courte durée, de six à huit
minutes ; on évite de frapper directement les surfaces osseuses, les
grandes cavités et la colonne vertébrale. Chaude ou froide, la douche
impressionne d'abord par sa température. « C'est à tort, dit Faye, que
« l'on chercherait à établir de grandes différences dans son action
« suivant sa température ; toujours sa percussion, la rapidité de sa
« chute et l'impression des substances qui la minéralisent se com-
« binent au calorique pour stimuler, diviser, résoudre, déterger et
« appeler du centre à la circonférence. » Courtes, elles stimulent la
caloricité et la circulation, en éveillant la sensibilité ; prolongées,
elles engourdissent et éteignent la sensibilité.

« L'usage intempestif des bains très-chauds ou de douches trop
» violentes et mal dirigées peut déterminer des congestions viscé-
« rales graves, malgré l'absence de toute prédisposition apparente.
« La possibilité de cet accident doit sans cesse préoccuper le pra-
« ticien dans toute administration exagérée du traitement hydro-
« thermal (1). »

MODE D'ACTION. — L'action thérapeutique des eaux de Bourbon
peut donc s'expliquer par la stimulation locale et générale qu'elles

(1) M. GRILLOIS : *Mémoires de Médecine et de Chirurgie militaire*,
année 1860 ; *Études sur Bourbon-l'Archambault.*

exercent dans l'économie et par les fluxions et révulsions qu'on peut obtenir : c'est une action tonique et résolutive.

L'activité qu'elles donnent à la circulation, l'augmentation des sueurs et des excrétions facilitent le travail intime de la nutrition. La variété de leur composition chimique fournit des éléments de reconstitution jusque dans la profondeur des organes, où la force élective les assimile et les fixe par un mystérieux travail de composition et d'élimination.

ACTION CURATIVE. — La spécialité des eaux de Bourbon se résume dans le traitement d'une foule d'affections chroniques, ayant un caractère d'atonie et d'épuisement de l'économie ; des engorgements qui en sont la suite et des troubles primitifs et consécutifs de l'inervation.

RHUMATISME. — L'efficacité du traitement hydro-thermal se révèle surtout dans deux grandes classes d'affections : le rhumatisme et les névroses du sentiment et du mouvement.

La médication générale convient d'autant mieux qu'on a souvent affaire, dans ces maladies, à une disposition constitutionnelle. C'est à Bourbon qu'il faut envoyer les rhumatismes simples et accidentels, les rhumatismes invétérés et diathésiques, compliqués de raideur et de semi-ankylose, de tuméfaction et d'infiltration intra et péri-articulaires, d'amaigrissement et d'impotence. Les malades s'en trouveront d'autant mieux qu'ils seront d'un tempérament un peu mou et lymphatique, et que les accidents seront stationnaires.

Le rhumatisme fibro-musculaire et nerveux chronique cède plus facilement que celui qui atteint les articulations. Le plus rebelle est celui qui est fixé sur les petites articulations et qui s'accompagne de nodosités.

Sur 53 rhumatismes, 12 sont restés indifférents, 16 ont été complètement guéris, et 25 améliorés.

Les manifestations du rhumatisme sont souvent sous la dépendance d'un état constitutionnel, héréditaire ou acquis ; état morbide qui fait désormais partie de l'organisme au même titre presque que le tempérament.

L'économie s'habitue ainsi à certaines prévalences physiologiques et pathologiques ; il faut bien savoir que si l'on poursuit à outrance telle idiosyncrasie morbide, expression topique de l'affection, on s'expose à des répercussions brusques et à des métastases viscérales.

Pendant la cure des rhumatismes, il faut surveiller avec soin les grandes cavités et les viscères, et ne jamais négliger de rechercher la cause d'une fièvre même légère : elle peut soudain devenir très-grave. Le rhumatisme chronique ne guérit pas à l'aide d'un mouvement fébrile prononcé, artificiel ; il tue.

PARALYSIES. — Joseph Lieutaud avait déjà dit que les eaux de Bourbon sont indiquées dans les paralysies d'origine cérébrale et dans celles qui suivent les rhumatismes et les névralgies (*soboles doloris*).

L'expérience a sanctionné cette opinion ; mais c'est surtout dans les paralysies *sine materia*, dans les névroses idiopathiques du sentiment et du mouvement, dans les débilités et les épuisements nerveux paralytiques, qui suivent les grandes maladies, que l'on obtient de brillants succès. On n'a pas à craindre, dans le traitement de ces paralysies, les funestes effets de l'excitation. Les paralysies partielles et limitées offrent le plus de chances de guérison.

J'ai montré combien une foule de ces paralysies essentielles ont été absorbées au bénéfice des paralysies cérébrales et spinales.

A Bourbon surtout, on a fait une confusion déplorable de toutes les paralysies, sans en rechercher la nature et la pathogénie, sans tenir compte de l'état général et des conditions spéciales d'une foule de malades que le crédit y attirait. Aussi le secret de ces cures merveilleuses est presque perdu pour le médecin judicieux qui se trouve en face d'une hémiplégie par hémorrhagie et congestion cérébrale, ou d'une paraplégie spinale organique. Les habitants de Bourbon et quelques médecins savent que les paralytiques qui *trainent la jambe en fauchant* ont peu de chance de guérison. La prudence a fait unanimement rejeter le traitement hâtif et désordonné de ces paralysies symptomatiques. En effet, les eaux thermales sont inutiles tant que la maladie est sur la voie de retour et que la nature tra-

vaille sagement à la résorbtion de l'épanchement ou à la cicatrisation
de la lésion cérébrale : elles ne peuvent être favorables que dans
l'état stationnaire et lorsqu'il n'y a ni céphalalgie, ni agitation, ni
fourmillements.

Il convient de ne les employer que loin de l'accident; alors, en
dehors de leur action résolutive sur la cause de la paralysie, elles
auront toujours une action bienfaisante sur toute l'économie, en
relevant l'état des forces et en réveillant localement l'inervation de
la périphéric. C'est un traitement qui a besoin d'une grande sur-
veillance et qui réussira d'autant mieux qu'on aura affaire à des
épanchements sous les méninges, à la périphérie du cerveau ou dans
ses cavités, comme cela arrive chez les gens cachectiques; ou à des
exsudations séreuses, de caractère atonique, ce qui ne manque pas
d'être fréquent chez les paysans du Bourbonnais. Ils sont souvent
appauvris et débilités par la fièvre intermittente, aussi mal logés
que mal nourris, ne mangeant que peu ou point de viande et ne
buvant pas de vin. Il est facile de comprendre que la stimulation
des eaux, employées même à haute température, que le repos et le
régime de l'hospice soient souvent favorables à de pareilles consti-
tutions.

NÉVRALGIES. — Les névralgies rhumatismales, la sciatique entre
autres, les douleurs erratiques et générales, influencées par les
variations de l'atmosphère, sont traitées avec succès à Bourbon :
on peut fixer à la moitié des cas le nombre des guérisons immédiates.

SCROFULE. — La scrofule glandulaire, chez l'adulte, y est peu
modifiée : l'état général est souvent amélioré. La scrofule de l'en-
fance est plus facilement améliorée.

PLAIES, ULCÈRES. — Les eaux de Bourbon conviennent bien
dans les ulcères anciens, scrofuleux, phagédéniques; dans les débilités qui accompagnent les longues suppurations, et généralement
dans toutes les plaies avec carie ou nécrose.

ENTORSES. — Les raideurs musculaires et les rétractions suite de plaies et de traumatisme y sont peu modifiées. Les accidents consécutifs aux entorses s'en trouvent bien.

Je les considère nuisibles dans presque toutes les affections viscérales et organiques, à moins qu'elles ne soient entées sur quelque disposition morbide constitutionnelle. Elles ne peuvent guère influencer favorablement les phénomènes intimes et spontanés d'affections organiques graves et locales.

Elles sont dangereuses chez les sujets pléthoriques, goutteux et hémorrhoïdaires, et dans la tuberculisation latente.

Parmi les affections cutanées, il faut avoir soin de n'y envoyer que celles qui sont de nature scrofuleuse.

ARTHRITE SÈCHE. — Feu l'inspecteur Regnault a décrit une affection particulière des genoux, une arthrite sèche, suivie de raideur, d'empâtement et d'impotence qu'il a spécialement rencontrée chez les jeunes filles et chez les femmes cloîtrées et célibataires. Il a obtenu des avantages constants dans le traitement de cette affection par les eaux de Bourbon. Cette maladie ne paraît être qu'une névrose sympathique, accompagnée de chloro-aménie, chez des femmes mal réglées, atteintes d'affection organique, ou d'un simple trouble fonctionnel des organes de la génération. Cette névrose ne serait qu'un mode de l'hystérie.

ALBUMINURIE. — M. le docteur Charnaux, de Bourbon, a observé trois cas de guérison d'albuminurie ancienne et constante ; chaque fois, la guérison a été précédée d'une pneumonie métastatique et critique, dans le genre de celle que j'ai signalée chez un goutteux, le n° 4 ; après quoi, il n'a plus rencontré d'albumine dans les urines, et l'état général s'est rapidement amélioré.

DIABÈTE. — Un homme m'a été envoyé comme atteint de sciatique double ; il était diabétique. Cette affection ne s'est en rien modifiée ; la débilité est restée la même ainsi que la quantité de sucre (5 p. 100) pendant les deux mois qu'il a pris les eaux.

Je termine en faisant des vœux pour que la station thermale de Bourbon-l'Archambault reçoive des améliorations importantes, en rapport avec l'abondance et l'utilité de ses eaux. Il faut espérer que l'initiative et la bienveillance de l'État réaliseront bientôt le projet qui est à l'étude.

Je dis le projet, en faisant allusion à l'agrandissement sur place, ou près des sources, de l'établissement actuel ; car je considère comme malheureuse la conception d'un nouvel établissement en dehors de la ville, dans un étang desséché. N'est-il pas infiniment probable que l'on compromettrait la qualité et l'efficacité des eaux en les conduisant loin de leur émergence ? Ce serait sacrifier, en outre, les intérêts de toute cette petite ville au monopole d'une société qui bénéficierait seule d'une exploitation qui est la condition d'existence d'une population hospitalière et sympathique aux malades.

Espérons aussi qu'on rétablira l'étang, dont les eaux de bonne qualité étaient une si précieuse ressource pour les besoins domestiques, et un bienfait, en entraînant les immondices et les égouts infects qui rendent la basse ville si insalubre et si désagréable pendant l'été.

Quant au service des salles militaires de l'hospice, les médecins militaires qui en ont été chargés depuis six ans sont tous d'accord — et les ordres d'inspections annuelles en font foi — sur l'insuffisance des éléments les plus simples de l'exécution de ce service. L'activité et le dévouement des sœurs hospitalières sont impuissants à combler tous ces *desiderata*. En un mot, il y a des malades et un médecin, presque séparés par des administrateurs, et une administration équivoque et intéressée.

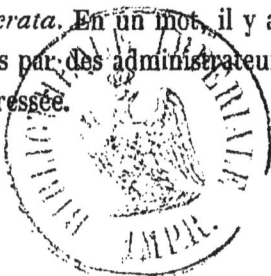

CIVET. — IMPRIMERIE DE F. CHOPPIN.

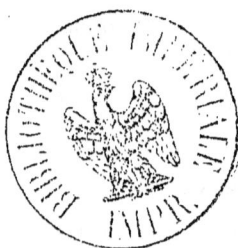

121

www.ingramcontent.com/pod-product-compliance
Lightning Source LLC
Chambersburg PA
CBHW050547210326
41520CB00012B/2750